DE

L'HYGIÈNE DES MALADES

PENDANT

LA CURE D'EAUX-BONNES

PAR

Le Dr VALERY MEUNIER

MÉDECIN INSPECTEUR DES EAUX-BONNES

RAPPORT ANNUEL

ENVOYÉ A L'ACADÉMIE DE MÉDECINE, EN 1884

PARIS

IMPRIMERIE VICTOR GOUPY ET JOURDAN

71, RUE DE RENNES, 71

1885

DE

L'HYGIÈNE DES MALADES

PENDANT

LA CURE D'EAUX-BONNES

PAR

Le Dʳ VALERY MEUNIER

MÉDECIN INSPECTEUR DES EAUX-BONNES

———

RAPPORT ANNUEL

ENVOYÉ A L'ACADÉMIE DE MÉDECINE, EN 1884

———

PARIS

IMPRIMERIE VICTOR GOUPY ET JOURDAN

71, RUE DE RENNES, 71

1885

DE

L'HYGIÈNE DES MALADES

PENDANT

LA CURE D'EAUX-BONNES

Ce travail n'est pas une monographie de l'hygiène aux Eaux-Bonnes; c'est un chapitre d'hygiène thermale dont la clinique a fourni tous les matériaux.

Il est impossible d'assister avec indifférence aux imprudences et aux fautes lourdes commises trop souvent pendant le séjour aux Eaux. Des malades habitués à observer chez eux les préceptes de l'hygiène la plus sage s'en affranchissent dans nos stations par légèreté ou par entraînement, trop confiants dans une amélioration récente dont ils compromettent ainsi la solidité et la durée.

Ces faits s'observent dans la plupart des villes d'Eaux, surtout depuis qu'elles ont mis une véritable émulation à multiplier les distractions les plus variées, et parfois les plus fâcheuses. Mais ils méritent une attention particulière dans les stations fréquentées par des malades sérieux.

Il m'a semblé utile de ne pas laisser ignorés quelques-uns des faits de ce genre qui se sont passés sous mes yeux.

Je n'ai pas l'intention de présenter à titre de Rapport l'énumération des malades que j'ai eu l'occasion d'observer pendant la saison thermale. Une série de pharyngites granuleuses, de laryngites et de bronchites plus ou moins anciennes, d'affections catarrhales diverses de l'appareil respiratoire, me permettrait certainement de dresser une statistique des plus favorables au point de vue des résultats ; mais elle n'offrirait qu'un intérêt médiocre et n'ajouterait rien à ce que savent tous les praticiens expérimentés. Il y a longtemps que Pidoux a mis en lumière l'efficacité remarquable des Eaux-Bonnes contre la susceptibilité catarrhale de tout l'arbre aérien, et c'est aujourd'hui une des vérités les mieux établies de la thérapeutique thermale.

Il m'a semblé préférable de recueillir un certain nombre de faits propres à éclairer un des points délicats de notre clinique spéciale, d'examiner par exemple certains accidents possibles pendant la cure, d'en rechercher la fréquence et les causes, et d'en établir la prophylaxie et le traitement.

Dès mon arrivée dans la station en 1881, cette préoccupation des accidents possibles pendant la cure était toujours présente à mon esprit. A force d'entendre dire, même par certains maîtres, que les Eaux-Bonnes étaient très fortes, trop fortes pour tel ou tel malade, qu'elles faisaient parfois cracher le sang, je ne considérais pas cette opinion comme dénuée de fondement. Quinze années de pratique à Pau, dans une station qui reçoit un grand nombre d'affections chroniques des voies respiratoires, m'avaient permis de voir bien des malades qui s'étaient améliorés ou guéris aux Eaux-Bonnes sans avoir éprouvé aucun accident fâcheux; mais cela ne m'affranchissait pas d'une certaine réserve dans l'usage de ces eaux; et je n'y envoyais, en fait de phtisiques, que des malades à forme torpide, n'ayant pas eu d'hémoptysie, et peu ou point sujets à l'état inflammatoire. Aussi mon étonnement fut grand dès ma première saison; les trois cinquièmes des phtisiques qui vinrent m'y consulter avaient eu des hémoptysies avant de se rendre aux Eaux. L'éventualité d'accidents m'apparut dès lors comme très probable; mais il n'en fut rien, tout se passa à merveille, et sur un chiffre de 52 phtisiques soumis au traitement thermal en 1881, je n'en observai que deux qui eurent un peu de sang dans leurs crachats. On verra plus loin dans quelles circonstances.

En 1882, sur 88 pneumophymiques, 55 étaient hémoptoïques avant la cure. Pas un n'eut d'hémoptysie en cours de traitement, mais il y en eut 10 qui présentèrent quelques crachats colorés.

En 1883, sur 125 pneumophymiques dont 82 hémoptoïques avant la cure, j'observai une seule hémoptysie légère, et 10 autres malades eurent également quelques crachats plus ou moins striés de sang dans des circonstances qu'il importera de faire connaître.

On voit que ces trois séries constituent un chiffre assez élevé de malades tout particulièrement disposés à l'hémoptysie et aux hyperémies broncho-pulmonaires; 169 hémoptoïques sur 265 pneumophymiques, c'est plus qu'il n'en faut pour permettre d'apprécier l'influence que nous étudions en ce moment, et pour justifier certaines conclusions.

C'est le dépouillement sommaire de ces observations que je présente aujourd'hui.

I.

Nous avons vu que, sur 265 peumo-phymiques, 96 n'a-
vaient jamais eu d'hémoptysie avant de venir aux eaux.
*Aucun de ces 96 malades n'a eu un crachat sanglant
pendant la cure thermale.* Je ne voudrais pas en inférer
que tout phtisique n'ayant jamais craché de sang ne puisse
en cracher pendant la cure, mais je crois qu'une série aussi
nombreuse permet au moins de conclure que les malades
de cette catégorie n'ont pas à craindre cet accident sous
l'influence du traitement thermal sagement conduit. Cette
constatation ne manque pas d'intérêt ; en effet, tout en
reconnaissant aux Eaux-Bonnes une action résolutive et
reconstituante de premier ordre, plusieurs médecins s'en
tenant à une appréhension vague, hésitent à y envoyer des
malades encore très curables qui se bornent alors à une
médication moins efficace et dont les effets thérapeutiques
sont loin d'avoir la même durée.

II.

Nous arrivons aux 169 tuberculeux ou pseudo-tuberculeux ayant eu des hémoptysies avant la cure. Dans cette
liste ne figurent pas certains malades qui disent avoir craché du sang, mais qui n'ont eu que des crachats rouillés
plus ou moins abondants dans le cours d'une pneumonie ou
d'une broncho-pneumonie ; elle comprend tous ceux qui
avaient expectoré du sang et qui présentaient à leur arrivée
des signes physiques d'une altération néoplasique du paren-
chyme, donnant lieu de croire à la tuberculose.

Sur ces 169 hémoptoïques soumis au traitement thermal, 31 ont été observés en 1881, 55 en 1882 et 83 en1883.

1881. — Sur les 31 malades de 1881, deux seulement ont eu du sang dans leurs crachats pendant leur séjour aux Eaux-Bonnes.

Obs. I, Mme P... (de Pau), âgée de 30 ans, atteinte d'infarctus du sommet droit, arrivée aux Eaux-Bonnes, le 7 juillet, prise le soir même par l'époque menstruelle, eut pendant quelques jours de la fièvre et de la congestion supplémentaire qui détermina le 11, un peu d'expectoration sanguinolente, puis une légère épistaxis, *avant tout traitement thermal*; celui-ci fut institué seulement le 16, et donna rapidement des résultats très satisfaisants.

Bien que l'expectoration sanguinolente se soit manifestée en dehors du traitement thermal, je mentionne ce fait à cause de l'influence de la menstruation et du voyage que nous retrouverons plus tard chez des malades dont le traitement thermal pourrait être mis en cause.

Obs. II. Le second fait de 1881, est relatif à un jeune homme de 20 ans, M. T... (de Paris), atteint de pneumophymie gauche bien caractérisée en voie de ramollissement, ayant eu des hémoptysies abondantes un mois avant de venir aux Eaux. Arrivé le 13 août, commencé le traitement le lendemain, — n'ayant pas dépassé 1/4 de verre le matin et le soir. — Amélioration très marquée de l'état local et général après 10 jours de traitement. Le 13ᵉ jour, ascension du Gourzy (1,800^m d'altitude, soit 1,000^m de plus que les Eaux-Bonnes), sans autorisation bien-entendu. Le lendemain 7 ou 8 crachats sanglants; cessation du traitement thermal ; sulfate de quinine ; encore quelques crachats colorés le surlendemain, puis tout rentre dans l'ordre, et le malade part le 4 septembre dans des conditions beaucoup plus satisfaisantes qu'à son arrivée, malgré cet accident dont les conséquences auraient pu être des plus fâcheuses.

1882. — Sur les 55 hémoptoïques soumis à la cure thermale en 1882 pas un n'eut d'hémoptysie en cours de traitement, mais il y en eut 10 qui virent apparaître un peu de sang dans leurs crachats, savoir :

Obs. III. M. B.., 17 ans (de Saint-Pétersbourg). Infarctus droit très caractérisé en voie de ramollissement dans la fosse sus-épineuse. Hémoptysie en décembre, et à plusieurs reprises expectorations striées de sang le matin en cas de fatigue. Arrivé aux Eaux-Bonnes le 2 juin, crachats striés le 3, *avant tout traitement*. Le traitement est commencé par cuillerées ; toute trace de sang disparaît deux jours après. Encore quelques stries sanglantes le 10 après une promenade trop longue, puis continuation du traitement thermal à la dose d'un quart de verre matin et soir jusqu'au 24. Etat général beaucoup plus satisfaisant ; état local peu modifié. Départ pour Genève le 10 juillet. Retour le 20 août aux Eaux-Bonnes ; amélioration locale bien manifeste; sonorité plus grande et diminution des craquements sus-épineux. Nouvelle cure de 15 jours : 3/4 de verre par jour, aucune strie sanglante. Amélioration très grande au départ le 10 septembre.

Obs. IV. M. le colonel R..., 57 ans, de Paris. Arthritique ; broncho-pneumonies successives des sommets depuis le mois d'avril ; fièvre quotidienne, amaigrissement, sueurs nocturnes, crachats sanglants à plusieurs reprises, et depuis six semaines, expectoration purulente très abondante. Le malade a eu il y a trois ans une fracture du col du fémur, dont la consolidation vicieuse rend la marche fatigante. Après 8 jours de traitement thermal bien supporté et une amélioration très grande de l'état général, le malade fait une longue promenade, beaucoup trop fatigante, et le lendemain matin au réveil, son expectoration habituelle est mêlée de plusieurs crachats groseille; douleur dans la fosse sus-épineuse gauche où l'inspiration habituellement rude est devenue légèrement soufflante. — Sinapismes, réduction de 3/4 de verre à 2/4 seulement dans la journée. Les phénomènes congestifs disparaissent complètement après 4 jours, et le traitement est continué pendant trois semaines sans aucun nouvel incident fâcheux. — Après un repos d'une quinzaine de jours, reprise du traitement à la dose de 3/4 de verre très bien tolérée, et au départ on constate une amélioration très remarquable de la perméabilité des sommets. La purulence et l'abondance de l'expectoration se sont modifiées dans une proportion considérable, et les nouvelles reçues du malade pendant l'hiver ont confirmé cette amélioration.

Obs. V. M. M... 42 ans (de Paris). Pneumophymie double, maximum à droite. — Crachats sanglants de temps en temps, mais pas d'hémoptysie abondante. — Le lendemain de son arrivée aux Eaux-Bonnes, *avant tout traitement thermal*, plusieurs crachats sanglants. Commence le traitement le troisième jour ; dose progressivement élevée à 2 demi-verres le matin et un demi-verre lo soir ;

20 jours de traitement — pas un seul crachat coloré pendant toute la cure. — Grande amélioration locale et générale au départ.

Obs. VI. M. T..., 33 ans (de Constantine). Pneumophymie double, maximum à droite; ramollissement bien manifeste. De temps en temps crachats sanglants, sans hémoptysie vraie. Le quatrième jour du traitement thermal à la dose d'un quart le matin et un quart le soir, quelques crachats striés. Le traitement est continué aux mêmes doses; 25 c. de sulfate de quinine au repas principal. La coloration des crachats disparaît le lendemain et le traitement est continué sans incident jusqu'au 20ᵉ jour. Dose maximum : 3/4 de verre. — Amélioration très grande au départ.

Obs. VII. Mᵐᵉ O..., 32 ans (de Madrid). Pneumophymie, maximum à gauche ; ramollissement manifeste, hémoptysies, à plusieurs reprises. Arrivée aux Eaux-Bonnes le 31 juillet. Le 3 août au matin *avant tout traitement thermal* quelques crachats striés de sang. J'avais ajourné le traitement thermal à cause de la fatigue évidente du voyage. La coloration ne persista que deux jours; et la malade après avoir pris un peu de sulfate de quinine, et appliqué un petit vésicatoire sous la clavicule gauche, commença le traitement thermal qui fut suivi avec succès pendant vingt jours. — Amélioration très grande au départ.

Obs. VIII. Mᵐᵉ A..., 47 ans (de Paris). —Pneumophymie double, infarctus avec ramollissement commençant. Hemoptysies à plusieurs reprises. Arrivée le 1ᵉʳ août. Désire commencer le traitement immédiatement. Traitement par cuillerées à partir du 2 ; le 5 et le 6 quelques crachats sanglants, sans autres symptômes fâcheux; pas de fièvre, bon appétit ; — le traitement n'est pas interrompu, 1/4 de verre le matin et le soir, sulfate de quinine. —Le 11, toute coloration avait disparu; l'amélioration locale et générale très manifeste s'est confirmée jusqu'à la fin du traitement. Dose maximum : 3/4 de verre le matin et un 1/2 le soir. Pas de réapparition sanglante.

Obs. IX. Mᵐᵉ M..., 37 ans (Bayonne). Pleurésie chronique suppurée. Empyème opéré par le Dʳ Blazy. Fistule bronchique persistante donnant lieu parfois à des hémorrhagies sérieuses, que l'introduction d'une sonde plus grosse que le drain ordinaire réussit à arrêter. Sécrétion purulente peu abondante par la fistule, mais ne tarissant pas. Cure thermale portée progressivement à deux quarts de verre le matin et deux quarts le soir. Etat général très amélioré, comme appétit, comme forces et comme aisance respiratoire.

Après dix jours de traitement l'époque apparaît à sa date normale ; pas d'autres troubles qu'un peu plus de toux, mais le quatrième jour de l'époque, quelques crachats sanglants, réduction du traitement à 2 quarts. Le sang ne reparaît plus jusqu'à la fin de la cure. La malade se retire très contente de son séjour, et peu de temps après son retour à Bayonne, la fistule se tarissait complètement.

OBS. X. M^llo Ch..., 35 ans (de Nîmes). Pneumophymie double ; chronicité plus bénigne depuis une cure antérieure aux Eaux-Bonnes ; hémoptysies légères en mai et juin. Arrivée aux Eaux-Bonnes le 2 août. Traitement par cuillerées jusqu'au 10 ; à partir du 11 un quart de verre le matin et le soir. Epoque le 12, quelques crachats colorés le 14, le 15 et le 16, puis tout cesse sans que le traitement thermal ait été suspendu, 2 quarts le matin et 1/4 le soir. — Encore quelques crachats colorés le 25 : cessation du traitement le 28. — Diminution de la congestion et des râles fins ; bonnes nouvelles ultérienres, amélioration progressive constatée en 1883.

OBS. XI. M^llo G..., 37 ans (Laval). Pneumophymie double avec ramollissement à droite en arrière. Dernière hemoptysie il y a 6 mois. Voyagé le 2e jour de l'époque ; arrivée aux Eaux-Bonnes le 2 août. Traitement commencé par cuillerées ; quelques crachats sanglants le 6. — Sulfate de quinine, continuation du traitement à la dose de 1/4 le matin et 1/4 le soir. — La coloration des crachats cesse le 8, la toux diminue, l'état général s'améliore et à la fin du traitement, après une nouvelle époque qui s'est passée sans coloration sanguine des crachats, la voix est meilleure, les forces sont relevées, l'appétit excellent, les râles moins abondants.

OBS. XII. Mme de R..., 32 ans (Madrid). Infarctus droit en avant et en arrière. Hémoptysie il y a 7 ans ; depuis lors crachats sanglants l'an dernier. — Traitement thermal commencé le 8 août ; 1/4 de verre le matin et 1/4 le soir. Après 15 jours de traitement, état général très satisfaisant. La malade va au bal un soir et danse jusque vers minuit. — Le lendemain quelques crachats sanglants qui cèdent à l'eau de Léchelle et au repos. — Traitement suspendu ; la malade part quelques jours après dans un état satisfaisant : sommet droit plus sonore, toux presque nulle.—L'accident n'a pas laissé de traces.

1883. — Sur les 83 hémoptoïques de 1883, il y a eu un

cas d'hémoptysie légère en cours de traitement, et 10 autres malades ont eu quelques crachats plus ou moins striés.

OBS. XIII. M^ll^e F..., 21 ans (de la Havane). Menstruation à 16 ans ; première hémoptysie avant la menstruation. — Mariée à 20 ans ; hémoptysie après l'accouchement il y a 6 mois, et depuis lors plusieurs petits crachements de sang. Infarctus néoplasique gauche bien caractérisé, avec submatité et craquements humides. — Traitement thermal commencé par cuillerées le 11 août, porté graduellement à 2 quarts de verre le matin et 1/4 le soir. Diminution des craquements, sonorité plus grande ; appétit et forces en progrès notable. — Le 22, bal à l'hôtel ; la malade se laisse aller à danser pendant une heure environ ; crachats sanglants dans la nuit, légère hémoptysie le matin. Suspension du traitement thermal ; quinine ; tout rentre dans l'ordre en trois jours, et il ne reste pas de trace appréciable à l'auscultation de la congestion supplémentaire ; le traitement thermal est repris, porté à 3/4 de verre par jour et la saison se termine dans des conditions excellentes comme état général. — Persistance des craquements humides sous-claviculaires, mais la sonorité est bien meilleure et il s'est développé un peu d'emphysème autour de la lésion. Malade revue en 1884, très améliorée.

OBS. XIV. M. Th..., 61 ans (de Palerme), Arthritique très caractérisé. Infarctus pneumophymique gauche descendant jusqu'à la 4e côte ; souffle et craquements périphériques, submatité. Hémoptysies très abondantes il y a 6 ans en Angleterre ; en 1882 accès de goutte et brancho-pneumonie gauche alternants. — Cure thermale commencée le 3 juillet, et portée progressivement à 2 quarts de verre le matin, et 2 quarts le soir. Grande amélioration de la toux, de la respiration et diminution des craquements et de l'expectoration. — Accès de goutte au talon gauche le 21. — Suspension du traitement thermal. Laxatifs doux. L'accès se dissipe après 48 heures. L'état général est excellent, et l'amélioration des voies respiratoires persiste ; mais le 3 août *quelques crachats colorés* sans autres symptômes fâcheux. — Caustique sous-claviculaire. — Réapparition de la goutte au pied gauche et au genou. — Reprise du traitement thermal pendant 15 jours. — Etat très satisfaisant au départ : plus d'accès goutteux, toux et expectoration très amoindries ; relèvement de l'appétit et des forces. — Diminution notable de l'infarctus.

OBS. XV. Mme de A.., 39 ans (de Vitoria). Infarctus pneumophymique droit. Hémoptysie il y a 3 mois. Epistaxis fréquentes. Arrivée le 9

juillet aux Eaux-Bonnes ; époque menstruelle depuis deux jours. —
Traitement thermal commencé par cuillerées le 11 sur les instances
de la malade. Le jour même, trois ou quatre crachats sanglants ;
légère épistaxis. Tout a disparu le lendemain, sans que la malade
ait interrompu le traitement, et elle ne nous apprend l'incident qu'en
venant nous revoir le 13, au jour convenu pour un nouvel examen.
Le traitement a été continué sans interruption et sans nouvel incident, et l'amélioration de l'état local a été des plus manifestes dès
la seconde semaine ; sonorité sous-claviculaire droite très accrue,
redevenue presque normale, la toux a disparu même le matin, et
l'état général est excellent lors du départ.

Obs. XVI. M. G..., 25 ans (Bayonne). Pneumophymie double,
maximum à droite tiers supérieur, en voie de ramollissement.
Hémoptysies en mai ; depuis, fréquents crachats striés. Arrivé le 7
aux Eaux-Bonnes. Traitement commencé par cuillerées le 8. Quelques crachats striés le lendemain, qui ne persistent pas malgré la
continuation du traitement. Le 24, c'est-à-dire au 15e jour de traitement, le malade prenant 2 quarts le matin et 2 quarts le soir,
réapparition de 3 crachats colorés sans aucune aggravation locale
ni générale. L'amélioration progressive est au contraire des plus
marquées, comme sonorité et diminution des râles, et comme état
des forces. Suspension du traitement pendant 24 heures ; quinine,
reprise de la cure jusqu'au 31. Départ dans des conditions plus
satisfaisantes à tous les points de vue que celles de l'arrivée.

Obs. XVII. M. C..., 38 ans (Bordeaux). Infarctus pneunophymique
droit, maximum en arrière. Traitement assez actif l'année précé-
dente, bien toléré et d'une efficacité remarquable. Rechute cet hiver
par suite d'excès, pas de nouveaux crachements de sang depuis
l'an dernier. Mais en outre de la lésion du sommet, il y a des râles
sous-crépitants à la base du poumon droit. Le traitement thermal
est institué dès l'arrivée et le 6e jour le malade prend 2 quarts le
matin et 2 quarts le soir, le 11e jour 3/4 le matin et le soir. Le lendemain refroidissement brusque par suite d'une averse que le malade reçut à la promenade ; crachats striés le soir, pas de modification dans le traitement ; sinapismes et bains de pieds. Les
crachats cessent d'être colorés et il ne reste d'autres traces de l'accident qu'un peu d'angine erythémateuse de la luette et du voile
du palais. La cure thermale se complète et s'achève dans des conditions très satisfaisantes ; au départ les râles de la base droite ont
disparu, la sonorité du sommet droit est redevenue presque normale, mais la respiration reste faible dans toute la zone affectée qui
est devenue le siège d'un emphysème manifeste.

Obs. XVIII. M. M.., 40 ans (Barcelone). Infarctus pneumophymique double, maximum à gauche ; laryngite chronique non ulcéreuse. Traitement thermal par cuillerées commencé le 10 juillet. Dès le 13, il prend 1 quart le matin et le soir, le 19, 2 quarts le matin et 1 quart le soir. Grande amélioration de l'état général ; toux moins fréquente. Le 20, diner d'amis, un peu prolongé ; le malade fume et sort le soir, plusieurs crachats sanguinolents pendant la nuit, fièvre légère le lendemain matin. Suspension du traitement, quinine. Les crachats colorés persistent deux jours, mais la fièvre cesse après 24 heures, et le 3e jour il ne reste plus traces de l'accident. Le malade garde le repos pendant quelques jours et quitte les Eaux-Bonnes sans avoir complété sa cure.

Obs. XIX. Mme A..., 58 ans (Madrid). Diabète depuis 2 ans. Infarctus pneumophymique double, maximum à gauche en avant. Appétit médiocre, pas de fièvre, grande faiblesse. Traitement thermal par cuillerées commencé le 14 juillet, un quart le matin et le soir à partir du 21. Relèvement de l'appétit et des forces ; toux et expectoration moindre ; sonorité un peu meilleure des sommets. Le 3 août, à la veille de la suspension du traitement, au lendemain d'une excursion fatigante, quelques crachats fleur de pêcher : pas de fièvre, mais quelques râles sous-crépitants supplémentaires dans le sommet gauche en arrière. Cessation du traitement thermal ; quinine ; sinapismes. L'incident n'a pas de suites fâcheuses, et la malade très améliorée repart pour Victoria, d'où elle m'envoie des nouvelles très satisfaisantes le 15 août.

Obs. XX. M. B..., 23 ans (Brest). Pneumophymie gauche, maximum en avant. Hémoptysies fréquentes depuis un an. Grande amélioration sous l'influence des révulsifs, pointes de feu, caustique et de la suralimentation. Engraissement de 20 livres depuis le 25 mai. Arrivé aux Eaux-Bonnes le 19 juillet. Traitement thermal par cuillerées jusqu'au 24 ; à partir de ce jour un quart le matin et le soir ; puis le 29, deux quarts le matin et un quart le soir. Sonorité meilleure, râles moins abondants, état général satisfaisant, sauf un peu de gastralgie et de dyspepsie tenant sans doute à l'excès d'alimentation animale. Réduction de ce régime spécial. Suspension du traitement thermal, le 10 août. Disparition de la gastralgie et de la dyspepsie. Le 11, expulsion d'anneaux de ténia. Le 16, expulsion du ténia tout entier avec l'émulsion de semences de courges. Le 17, quelques crachats striés qui ne reparaissent plus malgré la reprise du traitement thermal pendant 15 jours. Le malade quitte les Eaux-Bonnes très amélioré, toussant à peine, ne crachant plus que quelques mucosités non purulentes, et dans un état général excellent.

Obs. XXI. M. Ch..., 21 ans (Paris).— **Infarctus pneumophymique double non ramolli, maximum à droite.** — Hemoptysie il y a un an. Arrivé le 3 août aux Eaux-Bonnes. Le 4 au matin, *avant tout traitement thermal,* deux crachats muqueux striés de sang. Le traitement n'est commencé que le 10 et il se passe à merveille sans le moindre incident fâcheux. La toux et l'expectoration ont presque entièrement disparu au moment du départ; la sonorité est redevenue presque normale en avant à droite; encore un peu d'expiration prolongée en arrière dans la fosse sus-épineuse du même côté avec persistance de la submatité.

Obs. XXII. Mlle de R..., 19 ans (la Havane).— Bronchite suspecte avec infarctus du sommet gauche de nature congestive. Hystérie viscérale probable. Hémoptysies fréquentes peu abondantes. Toux rude et profonde, amaigrissement et faiblesse extrêmes. Douleurs thoraciques très vives.

Le traitemeut thermal a été institué de concert avec la médication décongestionnante, et après 8 ou 10 jours une modification très favorable s'était déjà produite. Alimentation plus facile, relèvement des forces, diminution de la toux et des crachements sanguins. Mais au moment de l'époque il y eut une expuition assez abondante de salive rougeâtre et de mucosités sanguinolentes qui pouvait faire croire à une tendance hémoptoïque plus accentuée. Il ne s'y est joint aucun symptôme fâcheux ; le traitement thermal a été continué pendant 25 jours et les résultats en ont été des plus satisfaisants. La sonorité du sommet gauche est redevenue à peu près complète, bien que la respiration reste faible. La malade est repartie pour la Havane, et les nouvelles reçues depuis ont confirmé son rétablissement (août 1884).

. Obs. XXIII. M. C..., 22 ans (Paris). — Pneumophymie double, maximum à droite en arrière : matité et craquements humides susépineux et sous-épineux. Plusieurs hémoptysies depuis 1881 : deux saisons à Cauterets sans modification notable. Arrivé le 26 juin aux Eaux-Bonnes : quelques crachats sanglants le lendemain, *avant tout traitement thermal.* — Traitement commencé par cuillerées le 30 juin. Le 3 juillet, promenade à cheval par la grande chaleur; accès de fièvre le soir, 38°6, 120 puls. — Suspension du traitement ; quinine, sinapismes.

Le 4 juillet, l'état fébrile est atténué, mais non disparu. Pouls à 96; T. 38°. Céphalalgie intense. Un peu d'expiration soufflante dans le sommet droit en arrière. Continuation de la quinine. La fièvre cesse complètement le 10. Application d'un caustique sus-épineux.

Reprise du traitement thermal le 14. Un quart le matin et le soir.

Amélioration rapide de la toux, de l'expectoration et de l'appétit. Tout marche bien jusqu'au 27, jour où le malade est repris d'un violent accès de fièvre et de quelques crachats colorés. J'apprends qu'il a dansé la veille jusqu'à minuit dans l'hôtel même, et qu'il est allé plusieurs soirs au jeu qu'il aime avec passion. — Nouvelle suspension de la cure ; après plusieurs jours de repos et d'un traitement décongestionnant, la fièvre semble disparaître complétement ; sur mon refus de lui laisser reprendre le traitement, il quitte les Eaux-Bonnes le 3 août.

OBS. XXIV. M. R..., 26 ans (Roumanie). Pneumophymie droite.— Malade depuis 1881. Eté 1881 à Grafenberg ; cure d'air assez favorable, pas d'hydrothérapie. Hiver 1881-82 à Paris sans accident sérieux. Saison thermale 1882 à Ems. Premières hémoptysies à l'automne à Paris, attribuées par le malade lui-même à la vie dissipée qu'il y menait. Nouvelle hémoptysie en février 1883.

Pleurésie en mai ; pneumo-thorax et depuis lors aucun nouveau crachement de sang.

Arrivé le 20 juillet aux Eaux-Bonnes ; matité droite absolue dans le plan antérieur et le plan latéral ; silence complet. — En arrière, submatité et respiration faible dans la moitié supérieure sans râles, pas de bronchophonie ni en avant, ni en arrière ; la matité et le silence existent également dans la moitié inférieure en arrière. — Côté gauche ; craquements sec au sommet en avant. La circonférence du thorax à droite au-dessous du mamelon est inférieure de 2 centimètres à celle du côté gauche, mais il n'y a pas encore de retrait sérieux avec déformation. — Toux peu fréquente, sauf le matin ; quelques crachats mucoso-purulents. — Pas de fièvre.

Traitement commencé le 24 juillet, suivi sans accident, ni interruption jusqu'au 18 août : deux quarts, puis trois quarts chaque jour, — pointes de feu et mouches de Milan. — Modification très favorable de la sonorité du thorax en arrière dans toute la hauteur, le long de la colonne vertébrale ; la matité persiste dans le plan latéral et en avant, sauf dans la région sous-claviculaire qui redevient perméable et laisse percevoir une respiration faible mêlée de craquements humides. Toux plus fréquente et expectoration mucoso-purulente plus abondante. — Pas de fièvre, appétit excellent ; embonpoint accru.

Le 25 août le malade vient me revoir, et je constate un véritable recul ; toux pénible et souvent quinteuse ; fièvre le soir, physionomie altérée, amaigrissement — la matité et le silence ont reparu en arrière dans les deux tiers inférieurs ; le retour de l'épanchement est manifeste. — Le malade est accompagné d'une amie qui est venue le rejoindre depuis quelque temps et tout compromettre.

Un traitement énergique, vésicatoire, quinine, alcool, accompagné de déclarations très catégoriques remonte le malade et lui permet de quitter les Eaux-Bonnes, le 5 septembre, mais dans un état moins satisfaisant qu'avant la rechute.

III.

Des 24 observations sommaires qui précèdent, 23 sont relatives à des malades qui ont eu des crachats plus ou moins sanglants à un moment quelconque de leur séjour aux Eaux-Bonnes. J'insiste sur ce point que sur 265 tuberculeux ou pseudo-tuberculeux soumis au traitement thermal pendant trois ans, *aucun, en dehors des 23 précités*, n'a offert à un degré quelconque cet accident pendant la cure, bien que 169 aient été hémoptoïques avant de venir aux Eaux.

Cela posé au point de vue de la fréquence, je ferai remarquer que, sauf dans la 13ᵉ observation (Mᵐᵉ F., de la Havane) il n'est jamais question que de crachats striés, plus ou moins sanglants, peu abondants, et se dissipant rapidement sous l'influence d'une médication simple, souvent même sans interruption du traitement thermal. Mᵐᵉ F..., après avoir passé une soirée au bal et y avoir dansé, a eu une légère hémoptysie qui n'a pas dépassé trois ou quatre cuillerées au plus, et dont les conséquences n'ont pas persisté au delà de quelques jours.

J'arrive aux causes. Dans quelle mesure le traitement thermal peut-il être incriminé ?

Nous avons d'abord sur 23 observations, 5 malades qui ont eu leurs crachats sanglants avant d'avoir commencé la cure, et qui n'en ont plus eu en cours de traitement. (Obs. 1, 3, 5, 7, 21.)

Cinq autres malades ont eu leurs crachats striés ou sanglants, le traitement étant à peine commencé, et commencé par cuillerées seulement; le premier jour du traitement (obs. 15), le second jour (obs. 16) et le quatrième jour (obs. 6, 8, 11). Deux de ces malades (11 et 15) étaient non seulement sous l'influence de la fatigue du voyage, mais encore de la menstruation au déclin, et n'avaient consenti qu'à un sursis de deux jours pour commencer le traitement. Un autre malade (obs. 6) arrivait de Constantine le 28 juillet et ne voulait pas se reposer au delà de 24 heures. La malade de l'observation 8 avait également voulu commencer, dès le lendemain de son arrivée, malgré des acccidents hémoptoïques bien caractérisés et assez récents.

La conclusion s'impose non seulement à cause de ce qui ressort de ces dix observations, mais encore à cause de l'immunité absolue dont ont joui les malades très nombreux qui ont écouté nos conseils et ne se sont pas trop hâtés.

Quant à l'influence de la menstruation, elle n'est pas douteuse dans deux des faits qui précèdent, mais comment ne pas la reconnaître encore dans les observations 9, 10, 22? Et, du reste, n'est-ce pas un fait d'observation quotidienne dans la médecine des phtisiques? Combien de malades ont à ce moment un peu de sang dans leurs crachats ou dans les mucosités nasales?

Les observations 2, 4, 10, sont bien claires au point de vue de l'influence de la fatigue résultant de promenades exagérées ou d'excursions dépassant les forces des malades. Ce jeune homme (obs. 2), arrivé au 13e jour du traitement thermal, se remettait à vue d'œil, et, malgré un ramollissement déjà évident de son infarctus gauche, ne se trouvait plus assez malade pour se ménager; candidat à l'École Polytechnique, fatigué par le travail excessif de l'année, il voulait réagir au plus vite par une hygiène d'entraînement pour laquelle il ne croyait pas de délai nécessaire ; il part en compagnie de voisins d'hôtel pour l'ascension du Gourzy, la fait sans accident, mais pendant la nuit il est pris de crachements de sang qui obligent à suspendre la cure ; les

malades des observations 4 et 19, sous l'influence d'un relèvement très marqué de leurs forces, entreprennent des
promenades que depuis longtemps ils n'auraient pas songé
à tenter, et dépassent la mesure ; celui de l'observation 17
revient glacé d'une excursion où il a été surpris par une
averse, mais les quelques crachats striés du soir ne se re-
produisent pas le lendemain ; une angine érythémateuse
simple n'oblige même pas à suspendre le traitement.

Dans les observations 12, 13, 18, 23, personne ne peut
songer à incriminer le traitement thermal ; ces deux jeunes
femmes (obs. 12 et 13) ont été prises l'une le soir même,
l'autre le lendemain des bals où elles se sont laissé entraî-
ner ; ce malade (obs. 18) qui offre un dîner au champagne à
des amis et sort le soir pour aller au jeu ; ce jeune homme
(obs. 23), joueur passionné, qui ne sait pas profiter de l'a-
mélioration obtenue dans le repos et le calme de la première
partie de sa cure, et qui accumule imprudences sur imprudences, promenades à cheval pendant la grande chaleur du
jour, bals et soirées de jeu, peuvent-ils, dans une mesure
quelconque, accuser le traitement thermal ? L'observation
24 trouve ici sa place ; le malade n'a pas eu de crachats sanglants, mais une poussée pleuro-pneumonique, certainement
bien plus redoutable au point de vue des progrès de la tu-
berculisation ; le traitement thermal avait produit des effets
locaux et généraux excellents, mais la reprise des rapports
sexuels a été rapidement suivie des accidents les plus
fâcheux.

De nos 24 observations, il n'en reste plus que 2 ; nous ne
tenons pas à contester pour elles l'influence possible de la
cure. L'une (obs. 14) est celle de cet Anglais goutteux qui,
en cours de traitement, vit apparaître un accès de goutte au
talon, alors que son poumon s'améliorait très notablement.
Douze jours plus tard, avant toute reprise du traitement
thermal, quelques crachats striés se sont montrés. Je ne nie
pas l'influence possible de la première cure dans un cas de
ce genre, mais, comme Pidoux, je ne la crois pas fâcheuse
quand elle est contenue dans certaines limites, et en ce qui

concerne notre malade, les effets utiles ne se sont pas fait attendre. Enfin, la dernière observation (obs. 20) est celle où, après la suspension du traitement thermal chez un malade, très amélioré, nous avons constaté la présence d'un ténia qui a été expulsé deux jours après. Le lendemain de l'expulsion se montrèrent quelques crachats colorés ; mais le traitement fut repris sans aucun inconvénient pendant la quinzaine suivante.

IV.

Nous sommes arrivés au terme de cette analyse longue, un peu fastidieuse peut-être, mais comment s'y soustraire ? ne fallait-il pas, en présence d'une pareille série, en saisir exactement le caractère et la portée ? Ma tâche va prendre fin, mais avant de conclure j'ajouterai quelques mots.

Il n'entre pas dans ma pensée de faire ici du numérisme pur. Le nombre imposant des faits observés pendant trois années consécutives me permettrait d'affirmer qu'en dehors des fautes d'hygiène ou de l'inobservation de certaines règles thérapeutiques il n'y a pas d'accident à redouter par le fait de la cure. Je n'irai cependant pas jusque-là ; je ne veux pas nier la possibilité des phénomènes congestifs sous l'influence de la médication thermale ; il n'y a pas un des 265 phtisiques dont il s'agit que je n'aie soigné avec la préoccupation de cette éventualité. Cette préoccupation même, je la crois nécessaire au succès, mais j'espère que ceux qui n'admettent pas que le péril soit imaginaire reconnaîtront qu'il est réduit au minimum et devient presque nul quand on en fait un motif de vigilance et une indication thérapeutique de plus.

Au lieu de me borner à prescrire l'Eau-Bonne à la dose

qui me paraît utile, j'y ajoute, au moins dans la première période du traitement, une médication décongestionnante consistant en révulsifs variés ; à la moindre manifestation fébrile de petites doses de quinine, surtout chez la femme, au voisinage de l'époque menstruelle ; chez les cavitaires dont la lésion semble bien localisée je mets volontiers un révulsif fixe pour assurer la durée des effets utiles du traitement. On a dit que les médecins thermaux devaient se borner à la médication thermale ; je n'accepte pas pour nos malades la limitation de nos attributions. Ce qui importe, c'est de rendre leur cure aussi efficace que possible ; et si l'action résolutive et reconstituante de l'Eau-Bonne prise à la source est plus certaine et plus durable grâce au concours de quelques autres ressources thérapeutiques, pourquoi en négliger l'emploi ? Ce ne sont pas nos maîtres les plus illustres et les plus respectés qui ont jamais songé à nous le reprocher.

C'est la même pensée qui me fait veiller de près sur l'hygiène de nos malades et les mettre en garde contre les périls auxquels ils sont exposés ; beaucoup d'entre eux sont très fragiles et ne peuvent s'affranchir impunément de certaines précautions. En somme, la médication thermale aux Eaux-Bonnes est simple, facile et tout à fait inoffensive quand elle est sagement réglée et surveillée. C'est pour en assurer le succès que je crois devoir faire les recommandations suivantes :

1° Les malades en général, et particulièrement les phtisiques ne doivent pas commencer le traitement thermal d'Eaux-Bonnes avant de s'être complètement reposés des fatigues du voyage, et d'avoir retrouvé un équilibre fonctionnel suffisant.

2° Bien que la période menstruelle ne soit pas un motif absolu de suspension du traitement thermal, elle doit être prise en considération chez les malades qui ont été hémoptoïques avant la cure, et il est sage de réduire ou de suspendre la médication au moins pendant les premiers jours de cette période.

3° Il faut interdire pendant la cure les excursions fatigantes et se renseigner sur la mesure et le genre d'exercice que les malades se croient permis.

4° Il faut exiger d'eux la continence, et leur interdire absolument les émotions du jeu et l'excitation des réunions du soir.

PARIS. — IMP. V. GOUPY & JOURDAN, RUE DE RENNES, 71.